AF315095

EXAMEN CRITIQUE

DES

TRAITEMENTS DE LA SYPHILIS

SUCCESSIFS, INTERMITTENTS, PROLONGÉS

Lettre à M. le Prof. A. FOURNIER

PAR

P. DIDAY

PARIS

ASSELIN ET HOUZEAU

LIBRAIRES DE LA FACULTÉ DE MÉDECINE

PLACE DE L'ÉCOLE-DE-MÉDECINE

1893

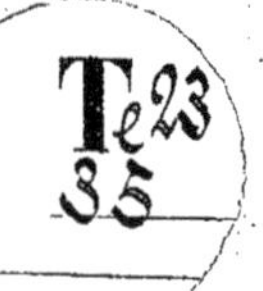

EXAMEN CRITIQUE

DES

TRAITEMENTS DE LA SYPHILIS

SUCCESSIFS, INTERMITTENTS, PROLONGÉS

Lettre à M. le Prof. A. FOURNIER

PAR

P. DIDAY

PARIS

ASSELIN ET HOUZEAU

LIBRAIRES DE LA FACULTÉ DE MÉDECINE

PLACE DE L'ÉCOLE-DE-MÉDECINE

1893

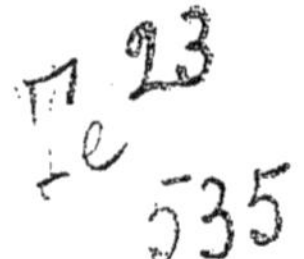

EXAMEN CRITIQUE

DES

TRAITEMENTS DE LA SYPHILIS

SUCCESSIFS, INTERMITTENTS, PROLONGÉS

———————— ◆×◆ ————————

Mon cher Fournier,

C'est un suprême honneur, mon cher Fournier, que d'être chef d'école. Honneur suprême, mais fortune périlleuse par les soucis dont elle accable l'occupant, par les tentations sur-tout qu'elle lui suggère.

La principale, la constante en effet, pour l'homme parvenu à cette hauteur, n'est-elle pas de s'y maintenir, de s'y main-tenir à tout prix ? Voyez Ricord.

Lorsque, en 1852, en dehors de lui, notre science, grâce à Bassereau, prit un essor imprévu, le mouvement n'avait certes rien de subversif. Ce n'était que l'individualisation cherchant enfin à s'établir du virus de la syphilis. Ce mouvement le maître pouvait presque le faire sien, en se ralliant franche-ment à l'impulsion primitive donnée par son élève; surtout avec la régulatrice, la presciente collaboration que déjà comme depuis vous étiez prêt à lui fournir. Mais point. A la manière dont il accueillit cette découverte, on ne reconnut que trop la prétention de la faire concorder avec ses anciens errements sur l'unité du virus *des* chancres. Ainsi, en 1858, quoique alors en possession de toutes les pièces du procès, il se refusait encore à proclamer le *dualisme* dès lors pour tous démontré, incontestable.

La scission étant donc prononcée, d'ardents travailleurs entraînés sur d'autres pistes par la séduction des vérités déjà conquises, s'attaquèrent à l'œuvre même de Ricord. Cette œuvre jusque là respectée, exultée, ils la fouillèrent, la disséquèrent ; non dans un esprit de dénigrement, mais pour y chercher des appuis à la systématisation nouvelle. Et qu'y lut-on ? Que trouva-t-on consigné dans le classique *Traité de l'inoculation ?* D'abord « tout chancre déclaré abortible s'il a été cautérisé dans les quatre jours *comptés à partir* de l'acte contaminant » (1), c'est-à-dire, notons-le, pour les chancres infectants, *dix jours au moins* avant le moment où les plus hâtifs font leur apparition ! Puis des inexactitudes de fait telles que certaines réinoculations, *déclarées positives*, de chancres indurés (résultat que Clerc venait d'infirmer par l'expérimentation). Rien ne put empêcher dès lors que la question de bonne foi fût posée, et pour plusieurs de nous, *adhuc sub judice lis est.*

Dans ces conditions de choix, aussi propices pour déblayer que pour édifier, ce qui devait arriver arriva : la lumière ! Prenant les données nouvelles pour les fondre, dans une synthèse magistrale, avec la notion du *chancre mixte*, avec celle de la forme *nécessairement* chancreuse de tout accident primitif, Rollet, de son côté, put enfin tracer le portrait de la syphilis, attendu depuis plus de trois siècles ; portrait tellement ressemblant que, à son seul aspect les pâles esquisses, les informes ébauches d'antan rentrèrent d'elles-mêmes au portefeuille. — Et nous vîmes le vieil athlète, dès ce moment se dérobant de parti pris à toute controverse, fuyant ses vrais amis qu'il taxait d'ingratitude, terminer sa carrière trente ans avant de terminer sa vie !

Vous avez vu de trop près cet exemple, mon cher Fournier, vous avez trop loyalement travaillé à nous en voiler l'affligeant spectacle pour que vous risquiez jamais de tomber, de pencher d'un tel côté. Et cependant....

Et cependant, chef d'école aujourd'hui à votre tour, et élevé à ce rang moins encore en vertu de l'investiture officielle que

(1) Assertion qu'il maintenait dans les mêmes termes, en 1858, *Leçons sur le chancre*, p. 204.

par l'originalité de vos conceptions scientifiques, pouvez-vous tout à fait vous soustraire aux entraînements que semble forcément comporter cette situation ? C'est ce que l'analyse de la partie doctrinale de votre « traitement de la syphilis » va me donner l'occasion d'examiner : ce que je ferai d'autant plus librement que ma qualité d'émule — d'adversaire, diront quelques-uns — qui me souffle cette audace, peut bien autoriser le lecteur à chercher, et me pousse parfois aussi moi-même, croyez-le bien, à me demander si, systématiquement intéressé à vous soupçonner d'erreur, je ne vous soupçonne peut-être pas quelquefois à tort ?

Tous les deux, cher collègue, nous reconnaissons au mercure un pouvoir réel, admirable pour guérir les lésions syphiliques existantes. Notre divergence, que vous faites ressortir dans plus d'un passage, porte sur ce point fondamental :

Que vous, croyant à un pouvoir du mercure non seulement contre les lésions syphilitiques, mais contre la diathèse même qui les engendre, vous administrez le médicament entre les *poussées* successives dont se compose le cours de la syphilis aussi bien que durant ces poussées ;

Que moi, croyant que dans les intervalles entre ces poussées, l'agent causal de la syphilis échappe à l'action du mercure, je m'abstiens à ces moments-là d'en imprégner à nouveau l'organisme en pure perte.

« Mais imprégnez-le néanmoins. dira-t-on sans doute, ce sera chose faite. Et lors des futures poussées, lorsque l'agent de la syphilis, reprenant son pouvoir pathogène, reprendra par cela même son impressionnabilité à l'action du spécifique (1), il trouvera le remède tout installé dans l'organisme et en subira la bienfaisante action. »

Hélas ! dans la réalité il n'en va point ainsi, et me voici amené par là à dire quelques mots d'une question préalable qui a son importance, savoir : comment on est en mesure de vérifier d'après l'événement l'effet, réel ou nul, d'un moyen donné comme possédant le pouvoir préservateur ?

______

(1) Le pourquoi de cette coïncidence sera expliqué plus loin.

Dans l'ensemble des occurrences si variées que comporte le cours de l'évolution syphilitique je n'en vois qu'une de nature à porter un valable témoignage sur le pouvoir réputé préventif du mercure. Par erreur de diagnostic, un sujet cru syphilitique a été longuement mercurialisé. A l'issue de ce traitement, il contracte la syphilis. Eh bien ! la maladie offrira chez lui les mêmes formes, les mêmes phases, la même durée, la même intensité que s'il n'avait pas à ce moment existé chez lui la saturation médicamenteuse censée préservatrice (1). J'ai cité, dans ma *Pratique des maladies vénériennes*, p. 378, trois de ces cas dont l'un, mon cher collègue, est à votre connaissance personnelle. Et je regrette qu'il ne soit pas entré dans le plan de votre présent livre de les y consigner pour en tenir tel compte que vous auriez jugé convenable.

Ceci est pour vous d'autant plus fâcheux, je plains d'autant plus le pouvoir préventif d'avoir contre lui ce témoignage que, par la force des choses, il est condamné, en fait de preuves

(1) Un chancre a paru. Faut-il donner le mercure de suite ? Faut-il attendre l'éclosion secondaire ?

« Pourquoi attendre ? disent les partisans du traitement hâtif. Si les spécifiques ont chance de guérir radicalement la maladie, c'est bien lors qu'elle n'a pas encore acquis tout son développement. » (Rollet.)

Mais à ce compte, quelle ne devrait donc pas être sa vertu préventive, lorsqu'il est en mesure de la déployer non seulement dès le chancre apparu, mais dès le début de l'incubation du chancre ? Et pourtant, voyez les faits ci-dessus, où quoique cette condition fût réalisée, la vérole est venue et a sévi comme d'habitude.

D'autre part, le mercure administré pendant la maladie ne s'élimine que très lentement : pendant six semaines pour le salicylate de mercure, d'après Lévi ; quatre mois et demi pour le sublimé, d'après Lewin. Durant tout ce temps, il y en a donc dans l'organisme, ce qui n'empêche pas les poussées de se succéder.

Un coup plus direct est porté au dogme de *l'efficacité préventive* des spécifiques, par l'observation de ce qui se passe au cours des injections hypodermiques avec un composé mercuriel insoluble. La seule irréfutable des objections faites à cette méthode thérapeutique, c'est que le médecin qui l'emploie n'est pas libre de suspendre, s'il y a lieu, l'absorption du mercure. S'il ne peut l'arrêter, c'est donc qu'elle continue. Et nonobstant, malgré cette prétendue garantie contre les récidives, on en voit survenir. Fournier déclare qu'il en a vu de *rapides*, de sérieuses.

cliniques, à n'en jamais posséder une de la valeur qu'aurait
eu celle-ci. Pourquoi! Parce que les récidives, contre lesquelles
on le dit efficace, sont un fait éventuel, contingent; que, par
conséquent, si elles manquent après mercurialisation, ce peut
tout aussi bien être parce qu'*elles n'avaient pas à venir* que
parce qu'elles ont été prévenues.

Vous avez senti pour votre thèse le désavantge de cette
situation, mon cher collègue : car dès l'entrée en matière,
vous cherchez à parer le coup. « Voici, dites-vous, p. 481,
un malade qui a été affecté de divers accidents secon-
daires (roséole, plaques muqueuses, etc.) qui ont succédé
à un chancre. Il a subi pour ces accidents un premier traitement; et aujourd'hui tout est effacé. Que va-t-il falloir faire
à ce malade dans le présent et dans l'avenir?... Tout le monde
est d'avis qu'il faudra encore le traiter; car très sûrement il
n'est pas guéri... »

Eh bien non, mon cher collègue; défalquez de ce « tout le
monde » ma personnalité, car je n'accepte point la question
ainsi posée. Les cas que j'ai désignés sous le nom de *syphilis ébauchée* ne sont pas une fiction. Si vous avez pu citer un
confrère qui *doit à la continuation du traitement*, dites-vous,
de n'avoir eu, depuis 26 ans, que deux poussées de plaques
muqueuses, je puis mettre en regard un autre confrère, un
intime à moi, qui depuis 30 ans, et une dame qui depuis
47 ans en sont restés quittes pour la roséole initiale, quoique
n'ayant fait que, au début, un traitement insignifiant de
trois ou quatre semaines!

Et davantage : s'il est par conséquent téméraire, après la
première poussée révolue, d'affirmer qu'il y en aura nécessairement d'autres et de formuler préventivement en consé-
quence, voyez à combien plus forte raison il serait injusti-
fiable de raisonner et d'agir de même après une seconde ou
une troisième poussée, par lesquelles il est fort possible que
le syphilitique soit entièrement et définitivement libéré.

« Eh quoi! me direz-vous, dans un tel espoir faut-il donc
désarmer? » Non, certes, cher collègue; gardons l'épée mais
au fourreau; la main sur la poignée, d'ailleurs, libre de

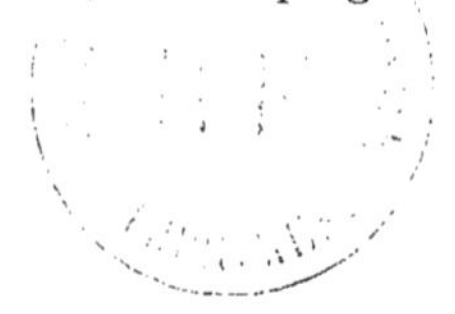

dégaîner à la première alarme : *méthode opportuniste*.

Mais revenons, car nous n'en sommes là qu'aux prolégomènes. Fauteur du traitement continué dans l'intervalle entre les poussées, ce que vous avez à faire, vous, ce n'est pas seulement de montrer qu'il est indiqué par la perspective de poussées ultérieures ; c'est d'abord de prouver que ce traitement-là, ainsi placé, possède une action réelle sur la cause de la syphilis.

Sur ce point essentiel, votre foi, je le sais, est entière et vous la confessez explicitement. « Nous croyons, dites-vous, que le mercure exerce, sur l'ensemble de la diathèsee, sur la maladie tout entière une influence *générale* que je n'hésite pas à qualifier de curative. *A priori*, continuez-vous, je me représente difficilement comment le mercure, exerçant une action incontestée sur les manifestations ou lésions syphilitiques de tous les systèmes vivants pourrait posséder cette action s'il n'avait prise sur la cause même de ces phénomènes, s'il n'influençait pas la maladie. Mon intelligence se refuse absolument à comprendre... » — Passons, vous le voulez n'est-ce pas, cher collègue, passons sur cet *a priori*. On sait quelle place de semblables motifs ont, depuis Bacon dans la logique, depuis Malgaigne dans notre logique médicale. — D'ailleurs, ce que *votre intelligence se refuse à comprendre*, une autre, de laquelle vous ne contesterez point la portée, ne l'avait-elle point pénétré lorsque, à plusieurs reprises, dans sa chaire comme dans ses livres, on voit Ricord énonçant ce principe : « Le mercure efface les manifestations, mais il ne détruit pas la diathèse. »

Or, ce doute qui vous obsède, cette impossibilité de comprendre qui vous pèse, voulez-vous me permettre de rappeler que j'ai fait une tentative pour y mettre fin ? que de l'analogie physiologique existant entre l'agent syphiligène et les microphytes similaires, je me suis cru autorisé à inférer que durant ses périodes de vie latente — soit entre les poussées — cet agent est incapable d'échanges entre lui et son milieu nutritif, c'est-à-dire notre organisme ; incapable par conséquent, *à ces moments-là*, d'y absorber le mercure dont on l'aurait imprégné... Car, en bactériologie, nous savons que certains éléments sont tués par des substances qui ne peuvent rien contre les corpuscules-germes qui donnent naissance à ces microbes, et assurent leur incessante reproduction.— Le mémoire où je développais ces idées avec considérations techniques à l'appui, je le lus au Congrès international de 1889, vous présent, écoutant. Et j'eus la naïveté, vous voyant rester silencieux, d'appliquer à ma théorie le bénéfice du proverbe : *qui ne dit rien consent.* Hélas ! il faut décompter aujourd'hui. Le personnage de Beaumarchais n'a point le monopole des *variantes* aux proverbes. Mais si votre dernier ouvrage, muet aussi sur ce point, m'apprend que j'aurais dû l'entendre ainsi : « qui ne dit rien prend son temps », ne me faites pas trop attendre la réfutation due. Mon amour-propre y compte, et peut-être la science y aurait-elle quelque chose à gagner.

Quoi qu'il en soit et doive en être, vous appuyez votre préférence sur quelques preuves d'ordre plus tangible.

1° Avec la méthode des traitements successifs intermittents, dites-vous, on réduit à leur minimum les accidents de la période secondaire.

Cela, je le crois, cher collègue, en vertu de l'axiome *abondance de biens ne nuit pas*, lequel ne peut pas ne pas s'appliquer à l'abondance de mercure. Mais si vous pouviez jeter les yeux sur nos cabinets *opportunistes*, j'ai la prétention de croire que vous ne les verriez pas trop encombrés de clients infirmes, impotents, défigurés, non plus que retentissants des fameuses *clamosis doloribus* de Vigo.

2° Second argument. Un homme qui a eu la syphilis, mais étant sain d'apparence procrée un enfant syphilitique. On lui donne alors du mercure et un autre enfant naît ensuite indemne.

Sur ce point de fait, nous sommes d'accord, cher collègue. Mais vous pensez tirer parti de ce résultat pour prouver le pouvoir du mercure contre la syphilis *latente*. Et dans ce but, vous raisonnez ainsi :

« Sur qui et en quelles conditions le mercure a-t-il produit cet effet? Sur un homme sain d'apparence, un homme qui ne présentait depuis longtemps aucune manifestation de syphilis, sur un homme en état de syphilis *latente*. Ici donc, de toute évidence, le mercure n'a pas agi *sur des symptômes*, puisqu'il n'en existait pas l'ombre; il n'a pas agi sur une syphilis en explosion morbide, puisque cette syphilis était silencieuse de vieille date. Il faut donc, pour qu'il ait réalisé ce bienfaisant résultat, qu'il ait exercé son influence à défaut de symptômes morbides, sur le principe même de la maladie. »

Et je réponds, moi, ce que j'ai déjà dit, imprimé ailleurs. Ne nous payons pas de mots. Gardons de confondre *phénomène* (de φαινω) ou *manifestation* avec *symptôme*. Assurément, l'objection serait péremptoire s'il fallait refuser le nom de symptôme à tout ce qui ne se révèle pas à nos sens. Conformément à ce singulier principe, l'albuminurie secondaire caractériserait un état *latent* parce qu'elle ne se traduit que par l'atteinte qu'elle porte à la nutrition; tandis que l'hypersplénie secondaire devrait être dite état *patent* parce qu'il y a là augmentation de volume de la rate, lésion qu'on *touche du doigt* puisqu'on la mesure avec les doigts! En fait, l'état morbide qui confère la faculté de transmettre la syphilis par génération, — état que l'expérience démontre pouvoir persister quelque temps après qu'il a cessé d'éclater des lésions apparentes, — un tel état est bien l'un des effets, mérite bien par conséquent de compter parmi les *symptômes* les plus réels de la syphilis (1). — Et vous-même, cher collègue, quand vous avez mis en relief ce fait d'observation, que « une femme syphilitique peut engendrer alternativement des enfants syphilitiques et des enfants sains. » (*Syphilis et Mariage*, p. 139), qu'avez-vous fait sinon prouver que le processus embryo-syphiligène est cliniquement le parfait analogue d'un symptôme secondaire, puisque après une période où il manque au rendez-vous qui semblait être donné

(1) Pour dissiper le quiproquo, je crois que je ne ferais qu'exprimer une pensée juste en appelant cet état, état forcément latent ou latent *par destination*.

(latence) on le voit soudain apparaître alors qu'on ne l'attendait pas (poussée) ?

3° Mais voici un ordre de preuves plus positif. Et notons avec quelle force, dès l'abord, vous jugez à propos d'en prouver la nécessité. Les lignes suivantes, vous les avez écrites à propos de l'association thérapeutique de l'iode au mercure, afin de montrer que le criterium statistique est le seul moyen de savoir si cette association médicamenteuse possède le pouvoir de prévenir le tertiarisme.

« Je crains bien, dites-vous page 532, que cette pratique n'ait eu pour point de départ et n'ait encore pour raison une conception toute théorique. On s'est dit : « L'iodure est incontestablement le curatif par excellence de la syphilis tertiaire; donc il doit en être également le préventif. » Pour être rationnelle, l'induction n'en eût pas moins gagné à être vérifiée expérimentalement. Il eût fallu la soumettre à l'épreuve d'une démonstration péremptoire consistant en ceci : comparer à longue échéance, sur un certain nombre de malades, les effets d'un traitement exclusivement mercuriel à ceux d'un traitement mercuriel, puis ioduré. »

Eh bien, cette page où le dispositif de la seule démonstration valable est par vous, en ce qui regarde le traitement mixte contre l'invasion du tertiarisme, si nettement tracé, cette sérieuse et sévère leçon de méthode statistique que vous nous faites en 1893, je me l'étais faite il y a vingt ans, en ce qui concerne le rôle du mercure contre les retours de la syphilis. Et voici comme déjà, par instinct, j'observais vos sages prescriptions :

En 1872, dans l'espace de cinq mois, j'avais été consulté par 74 malades dont le chancre était récent. Sur ce nombre, 25 avaient pris et continuaient à prendre du mercure; 49 n'en avaient jusque là point pris.

Aux premiers, je continuai le médicament à bonnes doses, jusqu'à la période secondaire d'abord, puis à chaque poussée durant le cours de cette période. — Par contre, j'en dispensai les deuxièmes jusqu'à et même durant la période secondaire (hors le cas de survenance d'accidents de nature à indiquer formellement la médication spécifique). J'observai ce qui se passait; puis je publiai les résultats, d'abord au bout de sept mois, puis au bout de dix ans (*Annales de dermat. et de syphil.*, nov. 1882). Et ce résultat fut, en résumé : que, quant à l'intensité de la maladie observée par moi à diverses reprises durant et jusqu'à la fin de ce laps de temps, il y a eu égalité presque complète, quant à leur nombre et leur gravité, entre les récidives apparues après une hydrargyrisation plus ou moins prolongée et les récidives apparues soit en l'absence, soit après l'emploi exceptionnel ou très discret, parcimonieux même, de cette médication.

Voilà, cher collègue, comment d'instinct je m'étais d'avance conformé au précepte que vous formulez aujourd'hui. — Mais, vous qui le formulez si bien, comment l'avez-vous suivi ?

Pour résoudre par la méthode numérique les questions de ce genre, il n'y a qu'une manière de s'y prendre, vous l'avez dit. Sur un nombre donné de syphilitiques, on fait deux parts : l'une de sujets qu'on traite complètement, l'autre de sujets qu'on traite peu ou point. Puis on observe ce qui va survenir, et au terme échu, l'on note quel chiffre de tertiaires a fourni l'une et l'autre catégorie.

Forcément, cher collègue, vous avez dû agir différemment (1). A chaque tertiaire diagnostiqué dans votre cabinet ou à l'hôpital, vous aurez demandé son histoire thérapeutique antérieure et, d'après sa réponse, vous l'aurez réparti dans telle ou telle classe.

Or qui ne voit les vices d'une semblable procédure? Des deux éléments que comprend toute supputation de cette espèce (1° les causes, 2° les effets), vous n'êtes, ainsi, sûr que du second, celui qui est sous vos yeux, que du tertiarisme. Quant à l'autre élément, *la cause, l'insuffisance de traitement*, sa constatation pour vous ne résultant que d'une appréciation *a*

____

(1) Votre statistique, page 34, sur une question d'évolution, montre bien que telle est votre manière de procéder dans les enquêtes de ce genre.

posteriori, ouvre la porte au soupçon trop naturel d'une information défectueuse, je ne dis point partiale.

Et si je ne le dis point, cher collègue, ce n'est pas seulement parce que je vous tiens pour un véridique, mais parce que, vous sachant un habile, je me dis que, si vous aviez fabriqué vos statistiques, certes vous les eussiez faites de tout autre sorte. Voyez, en effet, ce qu'il arrive, voyez à quelles surprises vous expose votre impeccable loyauté !

Votre grande statistique (p. 173) est ainsi libellée :

Antécédents thérapeutiques de 1703 cas de manifestations tertiaires :

Traitement nul, absolument nul...........	217 cas.
Traitement court (au-dessous d'une année)..	1162
Traitement moyen (d'un à deux ans)......	265
Traitement long (au-dessus de deux ans)..	53
Traitement d'une durée supérieure à trois ans	6

Et l'impression du lecteur est assurément celle-ci : « Six cas seulement lorsque l'administration des spécifiques a duré plus de trois ans ! Allons : on ne peut nier l'influence préventive d'un traitement prolongé ! »

Fort bien ! Mais qu'il se reporte à la page 164, où vous donnez la statistique de cent cas de syphilis cérébrale (lésion éminemment tertiaire) rapprochés de la durée du traitement spécifique antérieurement suivi par ces sujets. Je copie :

Malades ayant subi un traitement mercuriel sérieux et prolongé.........................	5 cas
Malades ayant subi un traitement moyen mais à coup sûr insuffisant.........................	6
Malades ne s'étant traités que de sept à dix-huit mois..................................	10
Malades n'ayant fait qu'un traitement très écourté, variable de six mois à un mois..............	70
Malades n'ayant jamais subi le moindre traitement.	4
Malades ne s'étant jamais traités que par l'iodure de potassium.............................	5

Et à l'aspect de cet autre document, l'impression du lecteur, modifiée du tout au tout, ne sera-t-elle pas celle-ci : « Rien que *quatre* cas chez des malades n'ayant jamais subi le moindre médication spécifique ! Allons ! on ne saurait nier que, en fait de traitement préventif, ce qu'il y a de mieux à à faire, c'est encore de ne rien faire ! »

Or, cette alternative, humiliante pour le doctrinaire, fatale au malade, il faut, — vous devez le sentir comme moi, cher collègue, — il faut absolument en sortir. Mais comment faire, alors que votre texte si explicite, en en justifiant avec la même rigueur, au nom de la même logique, ici et là, deux termes évidemment contradictoires , nous y tient impitoyablement enfermés ?

Mais quoi ! ne serait-ce point ce texte même qui contiendrait la solution désirée ? Regardons-y donc de plus près pour discerner ce qui y est et surtout ce qui n'y est pas.

Une lacune, en effet, ne tarde pas à frapper l'observateur qui analyse avec un peu d'attention vos statistiques. Dans chacune de leurs catégories fait défaut un élément essentiel, savoir : *l'indication du nombre des syphilitiques sur lesquels a été relevé le chiffre de ceux d'entre eux devenus tertiaires.*

Et de cette omission, qui ne saisit l'importance ? Qui ne voit à quel point elle altère la valeur des conséquences que vous tirez de cet amas de faits, si imposant en apparence ? Quand, par exemple, vous dites : « Chez les sujets qui furent traités plus de trois ans, six tertiaires. rien que six tertiaires, c'est peu ! »

Pardon, cher collègue, peu... ou beaucoup, ou énormément, selon le *nombre des sujets traités plus de trois ans*, qui ont fourni ces six tertiaires. Or, c'est justement ce nombre là, ce facteur essentiel du problème (et aussi de la validité des succès par vous allégués) que vous nous laissez ignorer ! — Qu'importe, au même point de vue, qu'importe que 265 syphilitiques qui, dites-vous, furent incomplètement traités (moins de trois ans), soient tombés en tertiarisme, si cette même omission m'autorise à présumer que près de deux mille autres traités de même y ont échappé ? Que sert de dire, de répéter « tant de frappés ! » C'est « *sur tant d'exposés*, combien de frappés ? » qu'a droit de demander celui qui sait comment, en ces matières, la vérité se voile et pourquoi il y a lieu de la dévoiler. Exhibé sans son complétif indispensable, le plus gros chiffre ne lui montre que la grosseur du trompe-l'œil par lequel un savant peut de la meilleure foi du monde se faire illusion et inconsciemment la propager.

Et pour voir dans quel désarroi une telle omission plonge l'esprit le plus sincèrement épris de vérité, revenons à la petite statistique précitée des affections cérébrales ; et jetons les yeux sur le cinquième paragraphe, duquel il appert avec la même évidence que la survenance du tertiarisme est descendue à son minimum, *à quatre cas seulement*, chez ceux de ces malades qui, durant le cours de leur syphilis, *n'avaient subi aucun traitement !* — Eh bien ! à ce résultat qui, ainsi formulé, semble si victorieusement battre en brèche vos convictions hydrargyrophiles, n'est-ce pas vous, mon cher collègue, n'est-ce pas vous-même, qui vous appropriant les jutes réserves que je faisais tout à l'heure, allez vous écrier : « Quatre cas ! oui, cela paraît stupéfiant en effet. Mais un instant !... Encore faudrait-il savoir par quel nombre de sujets non traités ils ont été fournis ? »

On a beaucoup malmené les statistiques. « Comment y compter ? va-t-on répétant. Elles disent tout ce qu'on veut. » — Pardon ; mais pourquoi *veut-on ?* Affranchissez-les de tuteurs, laissez-leur liberté d'allures, et vous serez émerveillé de la saveur de leurs confidences spontanées. Avant de condamner celles-ci, par exemple, me dis-je prenant le rôle de conseiller, avant de condamner ces *boiteuses*, mon cher collègue, ne serait-il pas instructif de savoir quel service on en obtiendrait, une fois en possession de leurs deux jambes ! (1)

(1) Je ne dissimule pas que pour donner satisfaction sur ce point nécessaire, il aurait fallu recueillir des observations par milliers et milliers. Mais la science exacte n'a rien à rabattre de ses exigences rationnelles. Grande ou petite, — ceci regarde l'auteur, — une statistique, ou bien sera comparative, avec pièces en règle, ou bien ne sera pas comptée.

Et me résumant, pour mieux préciser ma pensée, je dis :

Puisque vos deux statistiques nous montrent ce singulier résultat, parité de chances contre le tertiarisme qu'on se soit traité ou non, est-il illogique d'admettre que le faible nombre de tertiaires que vous signalez dans la première comme succès de votre traitement, serait dû à ce que les malades sur lesquels ce chiffre restreint de six tertiaires a été observé, étaient en trop petit nombre pour pouvoir fournir une proportion plus considérable d'accidents tertiaires?

Aux intéressés d'apprécier l'importance des remarques que j'ai cru devoir présenter, ainsi que la valeur des corollaires qui en découlent. — A vous surtout, mon cher collègue, d'en tenir tel compte que de droit dans vos futures statistiques.

J'ai fini; et envers tout autre que vous peut-être aurais-je à m'excuser et du fait et du ton de cette polémique. Mais vous-même m'en avez dispensé d'avance, cher collègue. Car qui m'a mis la plume en main? Qui me l'a fait tenir avec une fermeté parfois confinant à une certaine raideur?... Est-ce un motif personnel? Serait-ce le vain orgueil de croiser le fer, moi simple D. M. P., avec le chef officiel de la syphiligraphie contemporaine ? Non : en m'appelant dans ces pages « l'un des plus éminents adeptes de la méthode opportuniste » vous m'avez de fait conféré un mandat. Et par respect pour mon mandant presqu'autant que pour l'amour de la vérité, je me serais cru coupable de défendre avec mollesse un dogme que j'estime fondé et salutaire.

Que s'il fallait cependant, pour qui ignore nos sentiments réciproques, s'il fallait justifier mes intentions, je les mettrais sous le couvert d'un de nos classiques, du bon Érasme, dont je puis, en conscience, m'approprier ici la devise : « *Inservire voluimus, non lædere.* »

Lyon, Assoc. typ. — F. PLAN, rue de la Barre, 12.